LES

Sept Éléments de l'Homme

ET LA PATHOGÉNIE CHINOISE

Par MATGIOI

(A. DE POUVOURVILLE)

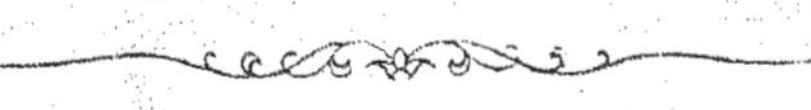

PARIS

CHAMUEL, ÉDITEUR

79, RUE DU FAUBOURG-POISSONNIÈRE, 79

1895

LES

Sept Eléments de l'Homme

ET LA PATHOGÉNIE CHINOISE

ŒUVRES DE MATGIOI

(A. DE POUVOURVILLE)

ÉTUDES COLONIALES

I. **Le Tonkin actuel** (avec 3 cartes), 1888-1889. Savine, 1890, 2ᵉ édition.

II. **Deux Années de luttes**, 1890-1891. Savine, 1892, 3ᵉ édition.

III. **La Politique indo-chinoise**, 1892-1893. Savine, 1894, 2ᵉ édition.

L'ESPRIT DES RACES JAUNES

L'Art indo-chinois, avec 117 gravures. Quantin, 1894. 3ᵉ mille.

Le Tao de Lao-Tseu, traduction. Librairie de l'Art indépendant, 1894.

Le Livre de la vertu. Traduction avec notes. Librairie de l'Art indépendant, 1894.

Les Sept Eléments de l'homme. Chamuel, 1895.

Notes sur la marche. Baudoin, 1887.

Un Point d'histoire coloniale. Le général Reste. Savine, 1892. 2ᵉ mille.

L'Idée de Patrie en Asie. Mayeux, 1892.

SOUS PRESSE

Etudes coloniales. — IV. **Dans les Seize Chaûs** (Historique des missions Pavie).

LES

Sept Eléments de l'Homme

ET LA PATHOGÉNIE CHINOISE

Par MATGIOI

(A. de Pouvourville)

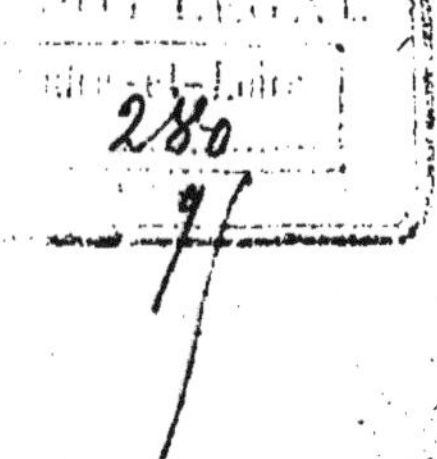

PARIS

CHAMUEL, ÉDITEUR

79, RUE DU FAUBOURG-POISSONNIÈRE, 79

1895

Les Sept Eléments de l'Homme

ET LA PATHOGÉNIE CHINOISE

Toute la thérapeutique de l'Extrême-Orient est directement issue des dogmes de la plus ancienne étude. Dans la croyance bouddhique, dans le taoïsme mystique, dans le lointain et métaphysique Yiking, il n'y a qu'une seule et irréductible affirmation sur le septénaire d'éléments premiers qui forment le composé humain. Sous des noms différents, leur nature subsiste identique, et l'universalité de cette croyance épandue a influé sur toutes les sciences d'origine seconde nées aux époques ultérieures, dans les cerveaux faits au module de ce premier et infrangible principe.

Dans une union étroite, qui est un gage de la vérité,

se corroborent, à des plans différents, s'étayent et s'entr'aident la science hiératique, la foi populaire et les déterminations physiologiques.

Les Extrêmes-Orientaux ont excellemment vu que la science de la conservation du corps ne pouvait trouver sa voie qu'en s'éclairant du flambeau allumé par les sciences intellectuelles, et que le premier devoir d'une science expérimentale était de prendre, en principe axiômal, la déduction logique des sciences rationnelles.

Il n'appartient qu'à des présomptueux de vouloir déterminer les vérités du plan spirituel par les sensibilités du plan animique, et celles-ci par l'empirisme du plan corporel. Une aussi bizarre opinion provient évidemment d'une acquisition mal coordonnée de concepts, d'un amoncellement incohérent de principes dans un esprit qui éclate à les vouloir contenir tous, d'une pose à faux, en un cerveau, de données expérimentales probables, auxquelles la vanité, commune aux imparfaits, prête gratuitement la puissance des évidences ou des démonstrations rationnelles.

La science pure et première doit avoir comme conséquence les différents savoirs que l'homme découvre par la suite, en application, aux degrés différents et aux situations diverses des corps, des principes éternels.

Mais, de même qu'un corollaire ne peut prétendre à régenter le théorème, de même les sciences secondes ne peuvent prétendre à rien sur ou contre les sciences premières ; et, si la physiologie ou la thérapeutique semblent soudain s'insurger contre la métaphysique ou la psychologie, — il n'en faut pas douter un instant, — c'est que l'expérimentale fut mauvaise, et que l'empirisme est à recommencer.

Telle est la base des sciences d'observation de l'Extrême-Orient : il ne faut pas chercher ailleurs la cause du pouvoir physique extraordinaire de ses savants et de la merveilleuse perspicacité de leurs expérimentations.

En pathologie, ils ont fait la plus délicate application et la plus savante interprétation de leurs doctrines. Conscients que les maladies, telles qu'elles nous apparaissent, sont de simples effets, que les causes de ces maladies dans des organes spéciaux ne sont que des suites immédiates de la cause véritable, ils ont cherché l'origine de tout mal, au plan supérieur, dans l'un des principes essentiels de l'homme, afin de pouvoir, une fois la source morbide découverte, la tarir d'un seul coup par le remède, approprié non plus à la conséquence tangible, mais à la cause primordiale, souvent obscure, toujours cachée.

Et ils ont établi, à ce sujet, les principes d'une science véritablement originale — dont le nom, seul existant en Occident, n'a pour ainsi dire plus de bon sens à nos oreilles — la Pathogénie, qui est, au sens strict du mot, de l'acrotisme nosologique.

.·.

En expérimentalisme, disent les Chinois, les simplifications sont plus souvent des mélanges que des réductions et ne conduisent ainsi qu'à la confusion. Voici donc leur théorie :

Le corps (*xuong*, substances organiques) et le sang (*maû*, véhicule de la vie animale) constituent les éléments inférieurs de l'homme. Le *Wun* ou volonté céleste qui tient le composé humain en son intégrité (se rappeler Paracelse), parcelle divine qui est en nous, et l'entendement (*Tinh*) qui est, non pas la faculté de raison, mais la faculté des associations d'idées, constituent les éléments supérieurs. Voilà le *corps* et l'*âme* dont l'union fait l'homme. Or le sang, si pur, si globulé qu'il soit, ne peut servir à entretenir l'existence physique, s'il n'est à la fois agile, chaud et vibrant : l'association d'idées ne peut prendre apparence en notre diction, sans une communication intime avec le corps : il existe donc forcément en nous une faculté de chaleur, de mouvement, de lumière, qui est en dehors de toute physiologie et au-dessous de tout entendement. Cette faculté a trois modalités, de révélation et d'œuvre bien distinctes : et il convient de lui laisser sa triple détermination, si on ne veut pas errer — en cet invisible et, par suite, difficile domaine, — au moment de la spécialisation.

Or les éléments supérieurs, venant de la volonté Une et de ses conséquences, ne peuvent être affectés *essentiellement* d'aucun mal.

Or, les éléments *inférieurs* ne peuvent être directement attaqués que par des effluves *extérieurs*, destructifs ou délétères, c'est-à-dire que leurs seules affections ne peuvent se traduire que par une perte de quantité ou un changement de qualité. Les deux seules maladies *essentielles* des inférieurs sont donc la corruption et l'anémie, deux maladies visibles, et dont les prognoses, le traitement et la guérison ne sortent pas de l'empirisme habituel.

Donc, toutes les maladies, qu'elles portent sur l'un quelconque des éléments humains (sauf le septième, qui est inattaquable et ne peut provoquer qu'un seul état, la mort subite, qui n'est pas une maladie, de par la dissociation d'avec les autres éléments) toutes les maladies ont leur cause primordiale en l'un des trois intermédiaires qui réunissent les molécules corporelles aux facultés de l'entendement (lesquelles ne sauraient se toucher dans leur coexistence, sans l'adjuvant de moyens d'un autre plan). Le mouvement, le souffle et la lumière sont donc, à cause même de leur ténuité essentielle, les premiers éléments en butte aux influences morbides, les portes par lesquelles le mal s'introduit dans le composé que nous sommes.

La pathogénie orientale consiste donc, après un diagnostic psychologique, à déterminer, parmi ces portes, celle qui aurait été ouverte ou brisée, afin que la thérapeutique puisse directement la refermer ou la reconstruire.

Ces considérations une fois admises, comme étant des conséquences étroites des psychologies et des métaphysiques, quel raisonnement s'impose ?

C'est, dans le cas de la maladie prise à temps dans un corps non atteint de misère physiologique, de négliger l'effet visible, quelque terrifiant qu'il semble, pour remonter à la cause essentielle, cachée, obscure, mais seule efficiente du mal, et de l'attaquer exclusivement. C'est le rejet absolu de tout empirisme expérimental, de toute médication externe, de tous topiques ;

c'est, dans le domaine pratique, l'exclusion de tous les succédanés, et la réduction de la pharmacopée à quelques principes régénateurs et révulsifs, d'application adéquate à la découverte des causes déterminantes du mal. C'est la classification de la nosologie en quelques têtes de chapitre spécialisées.

C'est, surtout, la lutte psychique et intellectuelle contre le mal coïncidant et s'alliant intimement avec la lutte matérielle contre la maladie conséquentielle ; c'est, après la détermination exacte de l'ingressus morbide dans l'élément humain spécialisé, la tonification, l'exaspération, le réveil, ou, suivant le cas, le ralentissement, la réfrigération, l'appauvrissement dudit élément, en tous cas son retour à son influence coutumière dans le composé humain. C'est le rigide traitement, au plan animique comme au plan corporel, de la cause véritable ; c'est la réduction du mal produit dans l'élément principe, la répression du désordre porté dans la localisation physique de ce principe, indépendamment du processus suivi dans les différents organes par le développement de la maladie.

C'est dire que, basée sur les indices d'une pathogénie soigneuse, la thérapeutique n'est plus qu'un corollaire matériel d'une science d'observation psychique ; que ce corollaire, à perdre toute son envergure expérimentale, perd en même temps ses chances hasardeuses et ses facilités à l'erreur ; et que, dégagée de toutes les faussetés que traînent avec elles des observations mal faites, ou des constatations de symptômes étrangers dus à des circonstances extérieures inconnues de l'observateur, la médecine n'est plus qu'une application logique d'une psychologie physiologique d'une considérable valeur, et gagne en précision ce qu'elle semble perdre en initiative.

Il est néanmoins bon d'ajouter que le traitement par remède direct, à l'exclusion des succédanés, suppose l'emploi des révulsifs et des toxiques les plus puissants, capables de révolutionner l'organisme humain ; que ce traitement implique l'usage, sans aucun lénitif ni tempérament, de quantités déterminées durant des périodes déterminées ; il faut ajouter que la puissance de cette méditation nécessite, chez tous les autres éléments du composé humain, une force vitale, une énergie suffisante pour résister à son action, et produire des effets réflexes dont bénéficiera l'élément atteint et traité. Il faut donc au sujet force et jeunesse, et de plus une santé générale, qui suppose que le mal a été traité, aussitôt reconnu, ou que la diathèse, en cas d'hérédité, a été saisie dès l'âge le plus tendre. Nous concluerons donc immédiatement que, si les accidents subits, les affections graves, les cas même désespérés rencontrent, dans l'application de la pathogénie à la thérapeutique, des chances de guérison véritablement extraordinaires et inconnues aux Occidentaux, au contraire, les malades invétérés, les vieillards, les anémiés et les diathésiques d'ascendance non traitée, sont peu susceptibles de guérison, parce que la thérapeutique n'admet pas ou ignore les succédanés capables d'adoucissement et de soulagement, et que les malades ne supporteraient pas les médications violentes capables seules de refréner le mal.

Qu'une localisation des éléments vitaux semble dès

lors nécessaire, cela n'est pas douteux ; mais cette localisation — absolument théorique — ne sert, comme point de départ, dans la pathogénie, que comme sert la supposition d'une valeur de x dans la discussion d'une équation algébrique ; prise à elle seule, la supposition est gratuite et contestable ; mais c'est une base hypothétique nécessaire, d'où part le raisonnement pour suivre la filière des positions possibles, leur assigner des valeurs concordantes, et revenir alors à l'x initial, indéterminé, mais à qui la définition de toutes les valeurs voisines ne laisse plus qu'une seule place à prendre, qui est sa véritable place. Ainsi a-t-il été raisonné dans la disposition des éléments vitaux à travers les organes ; et faut-il même admettre un renversement normal de l'hypothèse primitive en certains cas psychologiques, physiologiques. ou même pathologiques, dès l'avance prévus : exactement comme, au passage insensible d'une valeur par une ligne de démarcation désignée dans la *courbe des valeurs*, la valeur correspondante de l'inconnue bondit soudain de *plus l'infini* à *moins l'infini*.

.·.

Le *Khi* ou souffle (voir la doctrine des stoïciens), véhicule de la vie générale, est le facteur qui paraît le plus important dans cette organisation, ou, en tous cas, celui dont la valeur quantitative paraît le plus considérable.

Les trois éléments dissolubles étant en potentialité d'animation vitale, les trois éléments immortels étant en potentialité de localisation temporaire, le *Khi* vient, de sa complexité, enchaîner et réunir des éléments d'essences diverses et de propriétés disparates. En effet, le *Khi* a ceci de commun avec les dissolubles, qu'il meurt, et ceci de commun avec les immortels, qu'il ne se dissout pas, et qu'il se réunit, par une immédiate résurrection, à ces immortels, pour constituer un nouveau mode d'existence. Tel est le mécanisme de la naissance ; tel est par inversion le mécanisme de la mort.

Le *Khi* (souffle de vie) dont l'entrée en jeu cause directement la vie dans l'organisme humain, trouve deux mouvements à déterminer, un dans les supérieurs, un dans les inférieurs ; ces deux mouvements s'appliquent à deux spécialités, l'une physique et matérielle, l'autre hyperphysique et intellectuelle ; ces essences, ces éléments, ces mouvements, constituent le jeu de l'organisme, qui s'appelle l'existence humaine normale.

Du côté physique, le *Khi*, allant droit aux poumons, organes de la combustion et de la régénération des combustibles, atteint le sang, qui se meut et forme, sous son impulsion, le nodus sanguin (inférieur) schématisé sous la forme d'un tourbillon ou d'un plexus.

Du côté psychique, le *Khi* rencontre l'élément immortel *Thân* (lumière et conséquentiellement chaleur). Il s'unit immédiatement à lui de la façon le plus indissoluble (cela est naturel, puisque le *Khi*, sujet aux résurrections, est plus attiré du côté des immortels que du côté des dissolubles) et forme avec lui le nodus psychique, lequel se répand dans tout l'être, mais a sa spéciale localisation dans le cœur : le *Thân,* quand il est seul, n'est pas localisé. Mais il faut remarquer que l'isolement du *Thân* est une potentialité, et non un état.

L'un à l'autre réunis, le *Thân* et le *Khi* deviennent l'unique *Thânkhi* (fluide ou corps astral) : il se répand autour des éléments immortels ; il affecte le *Tinh* (association des idées) et y produit le nodus intellectuel, avec localisation passagère dans le cerveau. Je dis « passagère », parce qu'il est admis en Orient qu'il n'est pas nécessaire d'avoir un cerveau pour avoir des associations d'idées.

Comme il est inutile — et même dangereux. dit le *Phan Khoa-Tu,*—de vouloir affecter le *Wun* (qui n'est qu'une manifestation) et le lier à des éléments humains, il ne reste qu'à expliquer l'action du mouvement sur les organes tangibles qui forment le « corps » humain.

Or il existe ici une application spéciale du principe de l'*Am-duong* (1) (principe double, physiologiquement chaud et froid, sec et humide). Une superficielle expérimentation établit que le corps humain, par son dégagement, tant de calorique que d'humeur, participe au double principe.

Toute sécrétion, tout dégagement suppose un mouvement intérieur ; d'où le Rein est considéré comme un foyer de mouvement, puisqu'il est secréteur des

(1) L'Am-duong, principe double créateur de la métaphysique de *Fohi*, est le fondement de la philosophie métaphysique chinoise. On en retrouve des applications dans toutes les branches de toutes les sciences, et cette théorie est posée en principe axiomal et quasi divin.

humidités corporelles ; par suite il sert, dans la marche des éléments inférieurs, comme d'une sorte d'intermédiaire. Son nom même l'atteste (*Thanthuy* : rein humide). C'est le correspondant à l'*Am* du principe double.

D'autre part, la chaleur doit avoir aussi son mouvement spécial ; et ce mouvement doit avoir un siège. Le *Thân* (chaleur) se meut avec *Khi* et ne peut commencer son mouvement sans lui ; cependant il a son mouvement propre : donc, par l'analogie chère aux Orientaux, et pour satisfaire au *Duong* du principe double, il existe, localisé en face du *Thanthuy*, un *Thanhoa* (mouvement de la chaleur), lequel attache le *Thân* au sort du *Khi*.

Ainsi : entrée normale du *Khi* : sa division immédiate : une quantité proportionnelle au *Thân* s'attachant à ce *Thân*, pour former le nodus psychique ; et ce Psychique actionnant l'intellectuel (localisation : le cœur, le cerveau) ; le reste du *Khi* actionnant le sang, et formant le nodus corporel (localisation : les poumons), le principe *Am-Duong* reliant par l'*Am* les inférieurs par un mouvement réactif (localisation, le Rein), et poussant, par le *Duong*, le *Thân* vers sa voie normale (localisation indéfinie : par analogie on place l'*Am* dans le rein gauche, et le *Duong* dans le rein droit ; mais il n'y a à cela d'autres causes que la raison toute gratuite de l'amour de la symétrie) : telle est la forme de l'action vitale sur le composé humain, en état normal et de bonne santé. Rappelons encore une fois que la localisation physiologique a un point de départ hypothétique, et seulement vraisemblable, dans les spécialisations des différents cas morbides, dont le processus peut changer rationnellement la marche ordinaire, et le réduire à la seule valeur d'une pétition de principes.

On voit par là quelle expérience physiologique une telle science exige du thérapeute, au cours de la pratique, et combien un véritable savant des sciences expérimentales, pour diagnostiquer sûrement, doit être un philosophe, plus encore qu'un médecin.

*
* *

Établissons ici le schéma de la vie normale, ainsi que le présage le précédent exposé : on reconnaîtra, à la disposition des sept éléments, leurs relations respectives dans le composé humain, et leurs tendances, parallèles et de sens contraires ; on remarquera l'étroite union du *Thân* et du *Khi*, l'indication des influences, et la valeur des trois nodus, à l'état de santé. On remarquera enfin (et l'on donne parfois ceci comme preuve que les doctrines chinoises ne sont pas panthéistiques) la solitude de l'élément supérieur, dont la présence lie entre eux les six éléments, mais qui n'est lié à aucun d'eux que par sa volonté propre ; et, à l'autre extrémité du composé, on remarquera aussi la situation concordante du dernier élément, qui est affecté par le composé, mais non relié à lui : fait singulier, dont on extrait, en psychologie orientale, les théories les plus audacieuses, l'une d'entre elles étant celle-ci : que l'homme n'a pas besoin, pour vivre,

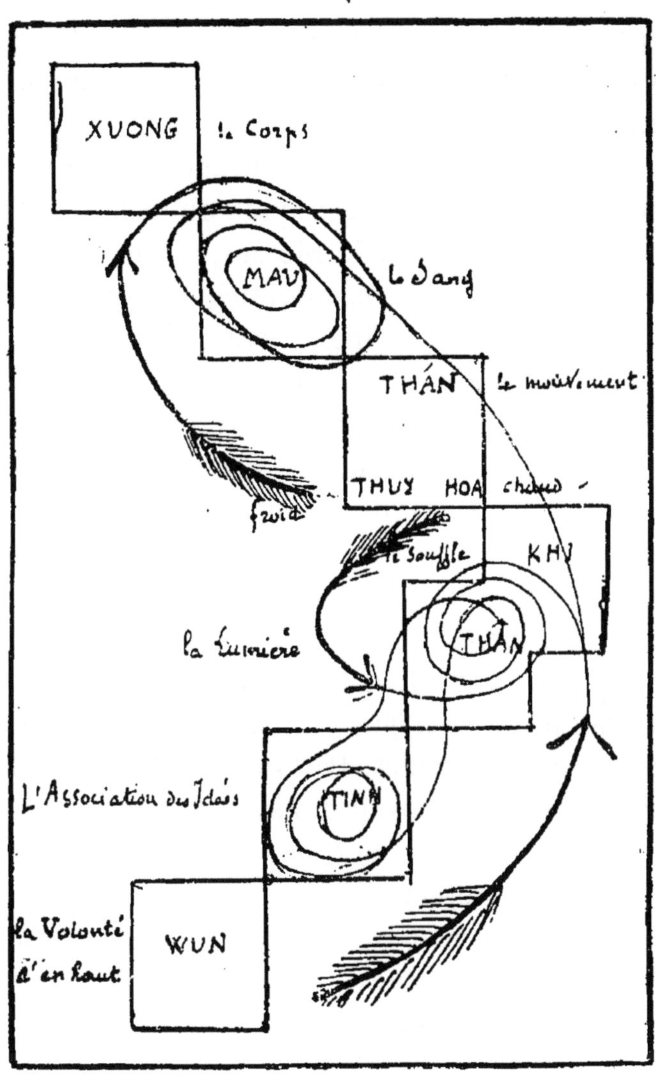

Fig. 1. — Schéma de la vie normale.

de l'apparence humaine que nous appelons corps.

Ce schéma est l'origine graphique de toute la représentation de la pathogénie. Car, à l'inspection des prognoses d'une maladie, le thérapeute se reportera à ce schéma, et appliquant l'observation expérimentale de telle ou telle souffrance (manque ou pléthore de l'économie organique), on déduira, d'abord, le nodus affecté, puis le Moteur, ou le Calorique, ou le Lumineux, entravé, diminué, ou augmenté, puis l'entrée morbide originelle, enfin l'élément du composé humain qui se trouve spécialement attaqué. Et, de cette longue inspection psychologique, découle seulement son diagnostic, lequel sera souvent différent de celui qu'il aurait donné au seul examen superficiel des prognoses.

Tous les états normaux de la vie humaine sont ainsi réduisibles en schémas, presque toujours concordants avec les données empiriques. La règle pour les établir est analogue à celle par laquelle on établit les schémas morbides. Partant du schéma de la Vie, on observe, au moyen des symptômes, la caractéristique du nouvel état normal, par où passe le composé humain. On observe l'élément spécialement intéressé par le changement d'état, celui dont les fonctions deviennent différentes, par ralentissement, diminution, ou augmentation. La logique conduit, par analogie, à l'impression éprouvée par l'élément et par les moteurs correspondants : une déduction stricte mène à l'immédiate conséquence dans l'organisme général. Et, si la conséquence est bien déduite, le schéma doit la traduire, sans aucune restriction, dans un graphique, non pas symbolique, mais directement commentateur.

Établissons dès lors, sur les mêmes raisonnements, les schémas des deux états normaux de l'homme sain, en dehors de l'état de vie habituelle, l'état de sommeil, et l'état de mort.

En l'état de sommeil naturel (se rappeler ici l'influence de la volonté sur les diverses sortes de sommeil), le ralentissement de la circulation du sang, l'indépendance rendue à l'association des idées, et même à l'idée simple, sont les deux symptômes caractéristiques, physique et intellectuel. Le schéma traduit de suite ces deux différences.

Les conséquences sautent immédiatement aux yeux, et graphiquement. Le *Khi* localisé dans les poumons (cette portion prend le nom de *Khiphoi*) étant moins considérable, — et la preuve en est que le sang, auquel il correspond, subit un mouvement ralenti, — il s'ensuit que la quantité de *Khi* qui s'applique au *Thân* (avec localisation au cœur) est augmentée d'autant; et l'union, appelée *Thânkhi*, est, non pas plus étroite, mais plus active et plus subtile.

D'autre part, la fonction normale intellectuelle du *Thânkhi* (actionnement de l'élément *Tinh*, dans l'intérieur du composé humain), lui échappe, puisque l'indépendance du *Tinh* est un des deux symptômes du sommeil. Donc le *Thânkhi*, n'ayant plus de fonctions, *sort de sa localisation*. Le schéma de suite l'indique (car un élément ne peut être localisé que pour un but immédiat; le but se dérobant, la

cause de la localisation cesse, et l'élément *subtil*, repre-
nant son caractère d'ubiquité, perd sa localisation).

Le *Thânkhi* quitte donc l'homme endormi ; et,
comme il n'est pas lié au *Tinh*, il n'est plus doué de
volonté, ne va pas où il veut, et se trouve indépendant
du dormeur : il est soumis aux influences du temps,
du lieu, de l'espace.

Ce schéma donne l'explication de tous les rêves,
— et même de ces sortes d'hallucinations qu'on
attribue au souvenir d'une chose vue, à une mémoire
obscure du passé, à une préoccupation du possible,
ou à une prévision (dans la littérale étymologie du
terme) de l'avenir.

Cet éloignement du *Thânkhi* donne la raison du
danger que l'on court à un réveil brusque, qui rappelle violemment au dormeur le *Thânkhi* lointain,
parfois intéressé ailleurs, à un point tel que sa rentrée
violente peut causer une catastrophe intérieure. Ce
fait physiologique est d'ailleurs connu depuis longtemps, depuis le bon Montaigne lui-même, qui recom-
mandait qu'on éveillât les adolescents au son d'une
musique très douce. L'explication du désordre possible est toute physique: le réveil brusque cause aux
éléments inférieurs, et au *Khiphoi*, la surprise de
l'éveil physique précédant l'éveil intellectuel. (Et on
peut se rendre compte de ce fait, en observant que, au
réveil, on éprouve une sensation avant d'être capable
d'un sentiment et, à fortiori, d'un raisonnement : par
exemple, on ressent la piqûre d'une épingle, avant de
percevoir que c'est une épingle qui pique, et que c'est
une personne qui tient l'épingle). Or l'éveil physique,

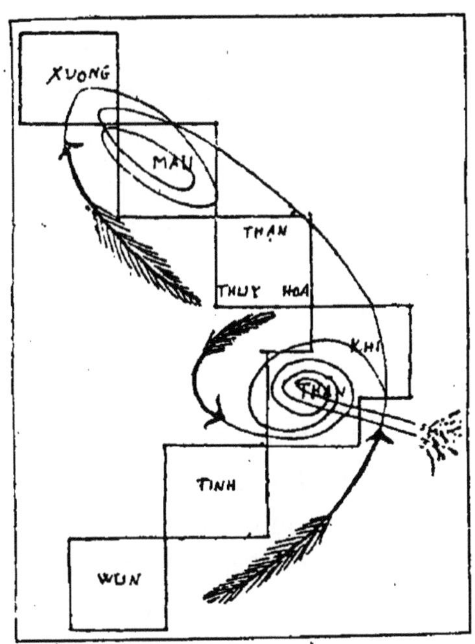

Fig. 2. — Schéma du Sommeil.

si le *Thânkhi* n'est pas rentré, appelle le *Thânkhi*; et, par suite, le moment, très imperceptible, qui sépare l'éveil physique de l'éveil total, est un moment de déséquilibre général, provenant d'un manque de l'intellectuel.

Or toute surprise violente (comme celle d'un éveil brutal) cause une diastole et une systole également violentes, correspondant à un rétrécissement ou à un engorgement passager des artères, au voisinage immédiat du cœur. Ce phénomène a lieu justement au moment où le *Thânkhi*, brusquement rappelé, veut réintégrer sa localisation physiologique. Il se trouve donc arrêté dans sa voie normale par un obstacle physique.

Or la non-rentrée du *Thânkhi* dans le composé humain serait la mort ; comme elle n'est pas prévue, et que *Wun* assiste toujours à cette existence, que sa présence contraint, *Thânkhi* est tenu de forcer sa localisation normale, ou d'en trouver une autre ; dans ce second cas, comme *Thânkhi* est formé d'un *immortel*, il va à la localisation immédiatement *supérieure* à la sienne, le cerveau, localisation de *Tinh*. Le cerveau se trouve donc en proie à une chaleur et à un mouvement inusités (prodromes de la méningite et des fièvres pernicieuses). Tels sont les délires, migraines, attaques de nerfs, désespoirs et larmes incoercibles, etc., des personnes réveillées en sursaut.

La doctrine des *Tinhdzuoc* va même plus loin ; elle affirme que le *Thânkhi* est doué de facultés de perceptions spéciales : sans quoi, dit-elle, on peut imaginer une volonté ou un hasard constants assez puissants pour forcer les *Thânkhi* de deux hommes endormis, à changer, en réintégrant les corps opposés, les personnalités humaines des dormeurs : elle admet que, dans le rappel du *Thânkhi* par le réveil, celui-ci ne peut se tromper de lui-même, et reconnaît psychiquement le composé dont il fait partie.

Poussant à la conséquence, les *Tinhdʒuoc* admettent comme pernicieux le changement fait à un corps, pendant le sommeil, par une cause extérieure, comme, par exemple, le changement d'habits ou la teinture du visage : spécialement, ils déclarent que la teinture en noir du visage d'un jaune ou d'un blanc endormi, en cas qu'on le réveille brusquement, conduit inévitablement au délire et à la folie passagère. J'ai connu des *Thay-Thuoc* (docteurs) qui affirment avoir vu une chose semblable. En tous cas, la transformation artificielle de la couleur d'un homme pendant son sommeil est un crime prévu par la glose des Lois Traditionnelles (mais non pas par les Lois Rituelles) et condamné à l'exil de première catégorie.

*
* *

Le schéma des léthargies (état de rapport, catalepsie ou hypnose profonde, car ces différents états sont obtenus par des influences extérieures dont l'action se superpose en un schéma identique), indique bien que la léthargie est un *sommeil aggravé*. En effet, le symptôme du ralentissement de la circulation vient jusqu'à l'arrêt complet chez les léthargiques. Le symptôme de l'indépendance de l'intellect va jusqu'à l'emprise de cet intellect par une volonté étrangère, amie ou ennemie (ce que les hypnoses démontrent tous les jours pratiquement). Le schéma traduit ces symptômes et en tire les déductions logiques.

L'influence du *Thânthuy* sur le sang étant arrêtée, la localisation d'une partie du *Khi* dans les poumons (*Khiphoï*) n'a plus d'utilité pratique ni de raison d'être ; donc elle disparaît. Tout le *Khi* se reporte donc sympathiquement vers le *Thân*. (En effet, le léthargique est insensible, et va jusqu'à présenter toutes les apparences de la mort.) D'autre part, le *Thân* est excité outre mesure par le *Khi* tout entier, qui l'affecte avec une valeur et une intensité supérieures aux normales. Il y a donc augmentation de mouvement et de chaleur ; et le *Thânkhi* forme, au lieu d'un, deux plexus ; d'ailleurs l'effet réflexe analogique veut que la disparition du nodus sanguin se répercute dans l'apparition d'un nodus nouveau, dans les éléments supérieurs graphiquement opposés.

Le premier nodus A, semblable à celui du schéma du sommeil, tourbillonne sur lui-même, et, n'ayant plus de raison à se localiser, s'extériorise dans les mêmes conditions que pendant le sommeil. Le nodus B, de valeur équivalente, comme quantité de mouvement, à la valeur normale du *Khiphoï*, se rend dans *Tinh*, suivant sa normalité, l'affecte, et l'excite à sa fonction. Mais *Tinh* ne peut se manifester corporellement, puisqu'il ne peut agir sur les éléments inférieurs que par l'intermédiaire du nodus A, qui est extériorisé. La localisation du nodus B en *Tinh* est par suite inutile ; donc ce nodus aussi

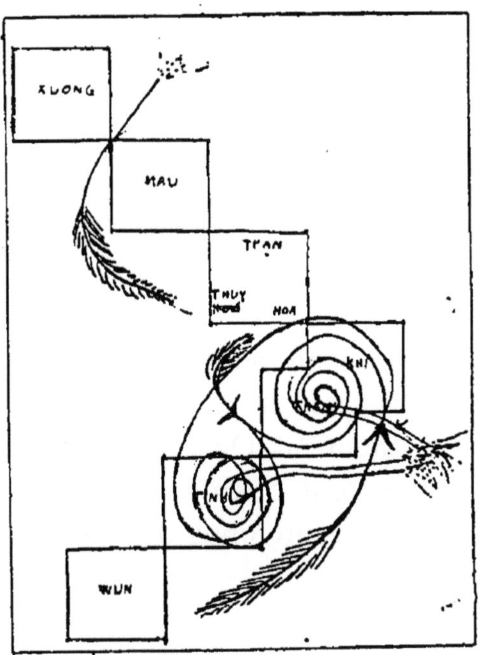

Fig. 3 — Schéma des léthargies.

s'extériorise, *entraînant avec lui la faculté de concevoir et d'associer les idées* dont il s'est revêtu. Dès lors, la présence de *Wun* reste la seule raison de l'existence, laquelle n'a plus de manifestation ; si longtemps que dure cet état, la vie humaine n'est pas menacée.

Mais il faut remarquer que, du moment où le nodus B a emporté *Tinh* dans son voyage extérieur, le dédoublement psychique et intellectuel est accompli, et encore dans les conditions les plus mauvaises pour le composé humain. En effet, *Tinh* ne pouvait plus se servir des éléments inférieurs ; mais sa présence au-dessus de ces éléments empêchait toute volonté ou force extérieures et s'en servir ; à présent les corps (*Xuong* et *Mau*) abandonnés sont à la merci d'une volonté clairvoyante, et même d'une force naturelle passant là fortuitement. On pourrait voir la vérité de cette affirmation tout orientale le jour où l'on ferait sur des léthargiques profonds des expériences raisonnées d'électricité ou d'un dynamisme dosé quelconque.

Telle est l'explication du fait aujourd'hui avéré, et pour lequel le bûcher n'était pas de trop jadis : que la volonté de l'hypnotiseur s'introduit dans les éléments de l'hypnotisé, les tient sous sa domination, et comme à son service. Mais c'est là que gît la responsabilité des expérimentateurs, qui sont souvent doués de plus de curiosité que de volonté, et qui, ignorant encore bien des choses, ne prévoient ni ne pressentent l'approche de forces extérieures, égales ou supérieures à leur volonté même, attirées par le phénomène anormal produit, et s'emparant, grâce à leur valeur, d'un ou de plusieurs des éléments humains abandonnés.

Quant au *Thânkhi* et au *Tinh*, ils ne sont sujets qu'à la volonté assez forte pour réglementer leur vol capricieux. Ils peuvent donc être assez facilement saisis par l'opérateur, qui provoque leur sortie, et est par suite prévenu de leur passage ; il peut donc leur imposer sa volonté. Grâce à la ténuité, à la subtilité de ces éléments immortels, il peut les envoyer au loin, les rappeler : il peut se servir de leurs qualités spéciales, pour connaître par eux ce qu'il ne pourrait connaître par lui-même, par exemple pour percevoir ce qui existe déjà, mais que, à cause de la rudesse de nos organes, et de l'imperfection des notions de temps et d'espace, nous disons devoir exister seulement dans le futur. L'opérateur est ainsi maître du corps et de l'esprit du sujet (il n'est pas maître du composé humain ni de sa vie : car il ne peut provoquer directement la mort du sujet, *au moins dans le cas spécial qui nous occupe*). Et là, sa responsabilité est beaucoup plus grande que dans la seule possession du corps. En effet, l'expérimentateur devrait, avant d'envoyer les éléments supérieurs du sujet en un lieu ou temps quelconques, connaître par avance toutes les forces vives errantes qui s'opposeront au voyage que ces éléments effectuent à son commandement. Car une force, supérieure à celle du metteur en mouvement, peut arrêter les éléments dans leur course ; et, comme ceux-ci ne sont jamais maîtres de leur conduite, ils se brisent à cette barrière imprévue. A un autre plan, ces éléments peuvent — étant donné sur-

tout le domaine qu'on leur fait explorer d'habitude
— rencontrer une volonté savante ou dégagée de nos
formes imparfaites, qui, bien supérieure à la volon é
de l'opérateur, se saisit elle-même de ces éléments
voyageurs (ceci arrive dans les pays où l'hypnotisme
est en honneur, et arrivera certainement un jour ou
l'autre en Occident, lorsqu'on aura vulgarisé les pratiques expérimentées assez à la légère depuis quelques
années), les applique à des desseins spéciaux, et, ignorant ou dédaignant leur origine, les remet, après s'en
être servi, à l'aventure, désorientés, aveuglés, aussi
incapables de retrouver le composé d'où ils sont sortis,
que l'opérateur premier est incapable de les remettre
en sa puissance. Il est inutile d'énumérer les catastrophes qui peuvent résulter d'une éventualité semblable.

Dans ces conditions léthargiques, le réveil imprévu
ou sans précautions est fatal. C'est un fait partout
reconnu, et je n'ai pas besoin de rappeler que les accidents surviennent quand de mauvais plaisants ou des
ignorants réveillent en sursaut de simples somnambules.

Ce schéma n'offre plus guère qu'un cas à l'examen,
cas qui soulève un coin des voiles de l'un des plus
graves et obscurs problèmes : c'est le cas du savant qui
a acquis assez de volonté, de savoir, de puissance sur
lui-même pour pouvoir, après s'être mis lui-même en
état léthargique, développer consciencieusement, hors
de lui, une somme de personnalité suffisante pour en-
trer en possession de ses éléments supérieurs, indépendamment des inférieurs, et pouvoir ainsi, lui-

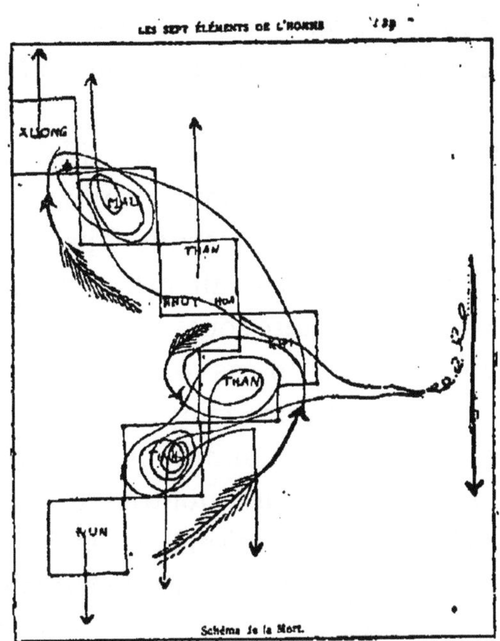

Fig. 4. — Schéma de la Mort.

même, à l'aide de lui-même, franchir les bornes de la nature imparfaite et se trouver en un état psychique supérieur. Malgré les recherches jusqu'à aujourd'hui opérées, une telle proposition serait de suite rangée par les Occidentaux parmi les hypothèses irréalisables; cependant, cette hypothèse est du domaine des vérités et des réalités; le fait arrive en Orient, non pas fréquemment, mais assez souvent pour n'être pas taxé de merveille.

D'ailleurs, et sans tenter ici de rien établir, je ne fais qu'une technie didactique, tentant de démontrer la logique déductive de certains faits, qui semblent extraordinaires et qu'il serait extraordinaire, au contraire, devoir se produire sous un autre mode ou ne pas se produire du tout. Un cas comme celui que je viens de citer est une chose possible; il n'a contre lui nulles barrières. En de telles conditions, évidemment difficiles à réaliser, le schéma montre que le danger pour l'opérateur qui s'opère lui-même est fort rare, mais que, lorsqu'il se présente, il est inévitable et mortel.

En effet, la force extériorisée des éléments humains est suffisante au but qui lui est proposé, car la volonté de l'homme connaît dès l'abord l'instrument psychique dont il va se servir, et il évite de lui demander des choses inutiles ou dangereuses (parce que relativement inatteignables). Une raison du péril est donc évitée. Mais, si les éléments viennent à être rencontrés par une volonté supérieure, ou bien ils sont captés (et avec eux la volonté de l'endormi), ou bien la volonté de l'homme aux aguets voit le péril et, pour y échapper, se précipite rapidement, avec les éléments voyageurs, vers sa localisation corporelle. Et la rentrée violente des éléments, le contact brutal des supérieurs avec les inférieurs par un *Khi* tout émotionné et non rééquilibré, est propre à causer plus de catastrophes encore que le retour violent à la vie normale des endormis naturels, des somnambules et des cataleptiques.

Je n'ajouterai ici aucune considération. Je veux seulement montrer que les schémas pathogéniques du septénaire humain, schémas qui existent depuis près de cinq mille années, contiennent, en ce qui concerne les faits intermédiaires, le germe et les inéluctables conséquences des découvertes modernes ; et que, en les pressant, un écrivain qui aurait assez de science et assez de temps en ferait jaillir des propositions et des corollaires encore insoupçonnés.

Le dernier schéma normal qui offre quelque intérêt est celui de la Mort. J'entends ici (comme le font les maîtres chinois) par Mort, la mort normale, par usure, sans maladie mentale ni décomposante : c'est-à-dire que, un instant avant les dissociations finales du composé humain, tous les éléments de ce corps composé ont leur valeur relative, leur mouvement, leur action rationnels. Dans ces conditions, le schéma de la mort dressé en Extrême-Orient, va nous conduire à de singulières constatations, qui réjouiront les modernes psychiques. L'entrée en agonie enlève au corps une partie de sa sensibilité, à l'intelligence une partie de sa lucidité. A ces symptômes s'ajoutent un ralentissement de toutes les fonctions et un refroidissement général des organes. Mouvement, chaleur, lumière, diminuent proportionnellement jusqu'à la disparition, qui est la mort (dissociation des éléments par disparition du *Khi*).

Les diverses périodes de cette dissociation ressortent dans le schéma avec une singulière clarté ; il permet de voir à la fois quels éléments sont atteints les premiers et aussi combien de temps la mort apparente peut durer sans amener la mort véritable, et enfin comment, tant que l'élément essentiel de la coordination n'a pas disparu, il est possible de rappeler à la vie un composé qui, atteint de tous côtés, n'a pas subi cependant la dissociation totale.

L'élément *Xuong* est prêt à se dissoudre, à cause de la tendance vers zéro du mouvement *Am*, sorti du *Thanthuy* ; l'élément *Mau* est voisin de l'arrêt et du refroidissement, à cause de la tendance du retour, au *Khi* central, du *Khiphoi* particularisé qui anime le *Mau*. L'élément *Thân* (*Thanthuy* ou *Thanhoa*) est atteint directement par l'usure et se rapproche sans cesse de l'immobilité (qui est sa mort individuelle, puisque sa raison d'être est le mouvement). Le *Khi*, en tant que *Khiphoi*, tend à perdre sa localisation, car le *Khi* du *Thân*, diminuant peu à peu, le *Khi* du *Phoi* tend à le remplacer, pour éviter la solution de continuité entre éléments inférieurs et supérieurs. Le *Thânkhi*, de moins en moins fort en valeur et en quantité (toujours dans le cas normal de la mort par usure), puisqu'il ne trouve plus dans le composé humain les moteurs ni les mo-

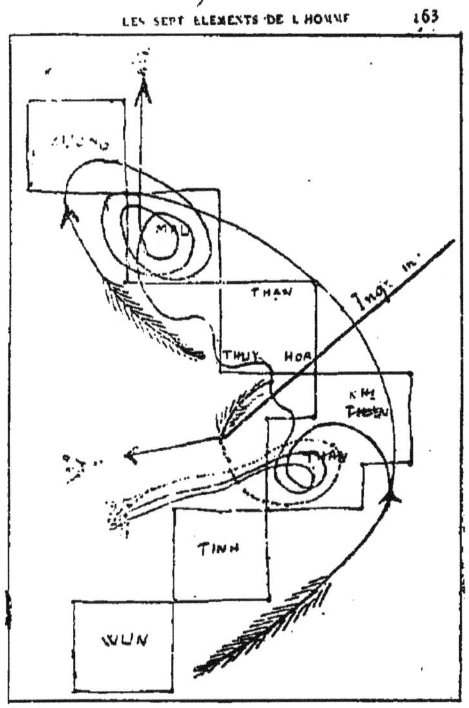

Fig. 5. — Schéma du choléra.

biles où appliquer son activité, se retire peu à peu.
L'élément *Thân*, qui n'est plus excité par le mouvement *Hoa* et qui n'a plus suffisamment de *Khi* pour
s'y attacher davantage, tend à la dissociation et à son
retour vers les immortels. L'élément *Tinh* n'est plus
excité par le *Thân* qui emploie le peu qui lui reste
de forces à sa vitalité seule, sans aucune démonstra-
tion, et tend à sa dissociation par suite de son inutilité.
L'élément *Wun*, tout en restant présent, s'éloigne
peu à peu ; et on prévoit le moment où, à force de
s'éloigner, il ne sera plus visible, et où, par la suite, le
composé humain, manquant de la manifestation divine, disparaîtra.

Tel est le moment de vie diminuée, mais encore
normale, moment le plus voisin de la mort. Les phénomènes successifs qui le provoquent peuvent se dé-
composer et se résumer ainsi :

Le *Thânkhi* diminuant peu à peu, l'attraction
matérielle et la répulsion instinctive de tout élément
pour la dissociation forcent le *Khiphoi* à aller retrouver dans sa localisation physiologique le *Thânkhi*
devenu impuissant ; et c'est là le premier symptôme
de la Mort. Le *Khi* disparaît de tous les éléments visibles du composé ; le pouls tombe, la circulation
s'arrête, le sang se retire et se refroidit ; l'immobilité,
l'insensibilité, la pâleur, siègent dans les éléments
inférieurs : telle est la *mort animale*. Elle n'est pas
distincte essentiellement de la plus profonde léthargie,
mais seulement différente en modalité ; cela est reconnu aujourd'hui, même en Occident, où l'on prend
fréquemment pour la mort la léthargie totale, et où

l'on inhume parfois des gens qui ne sont pas morts, et qui ne meurent véritablement que parce qu'ils ont été inhumés. On prescrit certainement d'attendre quarante-huit heures entre les phénomènes mortels et l'inhumation ; mais il y a des léthargies — des morts animales — qui durent plusieurs semaines et plusieurs mois sans amener la mort véritable : on recommande aussi l'incinération des extrémités ; mais il n'est pas certain que la brûlure elle-même rappelle de la léthargie ; ou, si elle en rappelle, n'est-ce pas, peut-être, d'une façon si brusque, que le patient ne revienne à la vie que pour mourir immédiatement ? Il est certain absolument que l'on inhume une certaine quantité d'individus qui ne sont pas morts ; il est certain que — si la coutume de l'incinération totale subsiste — on brûlera vivants plusieurs malades (quoique moins fréquemment qu'au cas de l'inhumation). Mais il est plus assuré encore que les médecins abandonneront, comme morts, certains patients, que des soins appropriés, et surtout donnés à un moment précis, pourraient empêcher de mourir ; il est assuré que — convaincus de la mort en leur conscience — ils ne font absolument rien pour arriver à diagnostiquer sûrement la mort totale, et pour éclairer, sur ce point capital, leur science encore enténébrée.

La mort animale est suivie immédiatement de la disparition de tout mouvement (en effet l'élément *Thân* est le premier affecté des inférieurs, au sommet desquels il se trouve). La mort du *Thân* affecte directement le *Thân*, qui se trouve à son tour privé de la force qui lui permet de s'unir au mouvement du

Khi et de vivifier ainsi l'entendement. *Thân* (et par suite *Thânkhi*, puisque *Khi* et *Thân* sont indissolublement liés jusqu'au dernier moment) reste donc en lui-même, et son rayonnement ne vient plus affecter les éléments voisins : l'élément *Tinh* disparaît donc de l'économie, et tout en subsistant (puisque *Wun* lui-même ne s'est pas encore retiré) ne prend plus sa part du composé humain, quoique restant virtuellement capable d'être rappelé ; il n'a souffert en rien ; seul son lien avec le composé humain a disparu. Tel est le deuxième moment.

Le troisième moment est le plus fugitif ; c'est celui où *Khi* (et ceci malgré l'opposition du *Khiphoi*) est trop usé, trop faible pour conserver dans le composé si ébranlé le *Thân* immortel, qui n'est sujet à aucune diminution essentielle, mais qui a besoin, pour demeurer en l'homme, d'une force appropriée à la sienne et qui l'y maintienne. Désorienté, *Thân* s'échappe donc, lentement et comme à regret et monte dans les supérieurs. C'est la mort animique.

La disparition du *Thân* fait mourir le composé humain, mais seulement indirectement, attendu que, même alors, *Wun*, « tout en étant à l'extrémité de la vue, n'a pas encore complètement disparu ». *Thân*, n'étant plus dans le composé, la localisation de *Khi*, devient inutile ; *Khi* donc abandonne les éléments inférieurs. Mais « il se tient un instant au-dessus du corps qu'il vient de quitter, comme s'il le regrettait ». En effet, il diminue peu à peu, et il n'y a pas de raison qu'il cesse brusquement ; il s'en va doucement, comme la

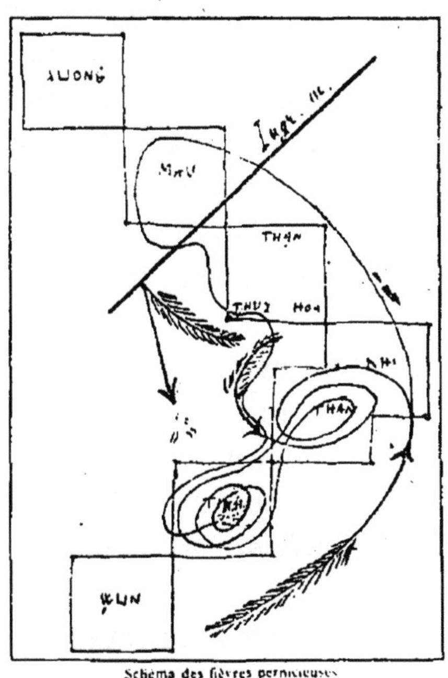

Fig. 6. — Schéma des fièvres pernicieuses.

flamme d'une lampe sans huile. C'est pour cela que les rites commandent symboliquement au fils du père mort d'aller sur le toit de la maison pour appeler l'esprit du mort qui n'est pas encore parti. C'est pour cela que les *Tinhdzuoc* et surtout les *Phanac* déclarent que le savant qui a suivi tous les phénomènes de la maladie et de la mort, et qui se trouve, au moment voulu, près du corps, qui a épié les successivités mortelles, peut, avec un traitement adéquat, et dans le court espace de temps qui nous occupe, provoquer une anagénèse encore possible, et rappeler la vie entière dans le corps humain, sur lequel le *Khi* seul, agent de l'existence totale, veille encore.

Mais cet instant est extrêmement fugitif. Rapidement le *Khi*, abandonné, diminue jusqu'à perdre son être même; il tend vers sa nature, vers le *Thân* enfui; insensiblement, il s'évanouit, il s'échappe, il meurt, à ce moment précis où *Wun* disparaît. La mort est consommée.

Mais à peine est-il mort pour satisfaire à la loi des éléments inférieurs, il ressuscite et s'élance vers les éléments supérieurs, de la nature desquels il participe, et se réunit au *Thân*, afin de reprendre une nouvelle existence, et de reconstituer, avec d'autres éléments, mais avec la même personnalité, l'individualité immortelle.

Tel est le schéma oriental de la mort. Il est difficile de n'être pas pénétré d'admiration devant de semblables conceptions; il est difficile surtout de ne pas se rappeler, devant cette doctrine, qui a bientôt cinq mille années d'existence, le dogme du *corps* glorieux humain indissociable que prêche l'apôtre saint Paul, avec lequel et par lequel il déclare que tous les hommes, jouissant ou souffrant, vivent et vivront éternellement. (Saint Paul : *Romains*, VI, 5 ; VIII, 37, 38, 39. — *Cor.* : 1er épître, VI, 13, 14 ; XV, 19, 20, 21, 22, 42, 43, 44, 52, 53, 54. — *Cor.* : 2e épître, V, 4). Sous des vocables différents, la croyance est la même, et donne aux disciples de Fohi et de Lao-Tseu, comme à ceux véritables du Christ, la confiance en la récompense, par d'autres existences, ou par une seule, des labeurs de l'existence présente, et l'assurance consolante de ne jamais perdre cette personnalité mystérieuse, que nous aimons d'autant plus que son mystère nous a fait davantage hésiter, travailler et souffrir.

*
* *

C'est cette méthode des schémas qu'il convient d'appliquer à la recherche du diagnostic des maladies accidentelles et des protopathies, et surtout à la détermination déductive des remèdes directs qu'il faut leur apporter, par le traitement immédiat de l'élément dont l'anormalité passagère est la cause du mal. C'est dire que, après avoir — par le symptômatisme — donné exactement la valeur et la portée de l' « Ingressus » morbide, le raisonnement psychologique doit conduire au siège du mal. Dès lors, tout le reste, qui est la thérapeutique proprement dite, se fera par une opération analogue à celle que fait le savant qui, ayant trouvé une formule trigonométrique exacte, la spécialise en une solution, à l'aide d'une table logarithmique.

De peur de répétitions fastidieuses, on exposera seulement ici les raisonnements pathogéniques établis sur deux maladies, toutes deux particulières à l'Extrême-Orient, et dont les prognoses sont si analogues, qu'on hésite le plus souvent pendant les deux ou trois premiers jours de l'invasion ; il s'agit du choléra et des fièvres à formes pernicieuses.

Le premier symptôme du choléra (je ne parle pas des symptômes extérieurs, crampes, vomissements, etc. qui ne sont que des corollaires) est une diminution générale de la chaleur organique. Cette diminution persiste, s'accentue avec la maladie, jusqu'à devenir le phénomène principal.

C'est l'élément *Thân* qui est donc amoindri ; l'entrée morbide (ingr. m.) ne peut donc être que dans le *Thanhoa*, localisation physique du mouvement du *Thân*, et cette entrée morbide est à retenir dans la médication. Examinons-en les conséquences. Le *Thân*, quoique ne recevant pas l'effort moteur, n'est nullement attaqué dans son essence (il ne peut l'être, étant immortel, que par une manifestation *a retro* de l'élément *Wun*). Or, du moment qu'il a toute sa vigueur, mais qu'il ne reçoit pas le moyen de l'employer, il sort de sa localisation et de son utilité naturelle ; il est toujours intimement lié à *Khi*, puisque la vie subsiste ; mais, à cause de la perte du mouvement, il n'atteint plus l'élément *Tinh*. Donc (et c'est par là que le choléra se distingue des fièvres pernicieuses), n'ayant à remplacer aucun des éléments inférieurs (qui sont tous, jusqu'à présent du moins, sains et normaux), le *Thânkhi* s'extériorise, et tend à s'échapper du composé. C'est la première chance de mort du choléra ; c'est celle qui agit dans le cas appelé « entérite spécifique foudroyante ».

Or, par l'attraction naturelle (on pourrait dire demi-intuitive) qu'éprouve le *Khi* à venir remplacer l'intermédiaire qui fait défaut (cette tendance coutumière du quatrième élément a déjà été vue dans le schéma de la mort), le *Khiphoi*, inquiet comme tout l'organisme, vient suppléer de son mieux à l'absence du *Thânkhi* : quittant l'élément *Mau*, il rompt le nodus sanguin et l'équilibre de l'organisme inférieur. C'est bien là le refroidissement du sang ; et, lorsque ce refroidissement augmente de valeur, ou dure trop longtemps, telle est la deuxième chance de mort, celle à laquelle les malades succombent le plus communément.

Il est facile de reconnaître dans la maladie les phases du schéma, depuis le refroidissement du corps jusqu'à l'insensibilité, les hématémèses (le sang, lui aussi, s'extériorise de la façon qu'il peut) jusqu'à l'ignorance et à l'inconscience passagère, qui se montre au cours de la maladie, mais qui cesse généralement aux approches de la mort (à cause du retour du *Khiphoi* dans la localisation abandonnée par le *Thânkhi*). A ce moment a lieu un mieux passager, menteur pour la plupart du temps ; cependant, si le *Khiphoi* est extrêmement fort (si le malade est très solide d'éléments inférieurs), il peut rappeler le *Thânkhi*, par l'aimantation spéciale de cet élément, et peut ainsi sauver le patient.

C'est pour exacerber le *Khi*, par le moyen du *Khi-*

phoi, que, dès la première atteinte, on administre au malade des excitants, tels que l'absinthe, le champagne. Mais, en cas de choléra endémique, le remède préventif est indiqué par la thérapeutique pathogénique, découlant du schéma, et doit être administré, même avant tout prodrôme.

Le schéma des fièvres pernicieuses n'est pas du tout semblable à celui du choléra, et cependant les deux maladies s'ouvrent similairement. C'est ici (et j'ai pris exprès cet exemple) que l'utilité, la nécessité même de l'examen pathogénique éclate.

Le symptôme premier des pernicieuses est également un refroidissement général, suivi des mêmes corollaires physiques (vomissements, déjections sanguinolentes, crampes). Mais la suite de la maladie permet de déclarer que, pour un effet analogue, la cause est toute différente. En effet (et on ne saurait expliquer autrement les phénomènes morbides conséquentiels) l'ingressus de la maladie frappe le *Thanthuy*, c'est-à-dire le mouvement des éléments inférieurs (tandis que le choléra affecte le mouvement des éléments supérieurs). La disparition de ce mouvement cause, dans le tourbillon sanguin, un désordre qui se traduit par un ralentissement et un refroidissement, cause directe et seconde du premier symptôme de la maladie. Lorsque l'ingressus morbide est subit et violent, la secousse produite est telle, qu'elle peut amener la mort ; le patient semble alors succomber au refroidissement soudain ; et c'est ce qu'on appelle l'accès pernicieux de forme algide, qui est en effet fréquemment foudroyant. Sinon, les phénomènes se suivent avec une logique implacable. Le mouvement du *Thanthuy*, détourné et non détruit, erre du côté du mouvement du *Thanhoa*, pour exacerber le *Thân*. Le *Thân* se trouve donc excité à un point tel, qu'il s'empare du *Khi* tout entier (de même qu'une électricité, violemment dégagée, prend comme conducteur tout ce qui se trouve à sa portée). Dans certains cas, le *Khiphoi*, dont il s'empare, le traîne à la suite dans ce tourbillon sanguin (cas des natures musculaires et sanguines). Et alors, comme d'autre part le sang n'est pas actionné par son mouvement coutumier, le *Thânkhi* prend, dans le tourbillon inférieur, la place du mouvement qui fait défaut, et cause dans un organisme non préparé pour sa venue, le même ravage que causerait une force de cent chevaux, développée soudain dans un mécanisme qui n'est fait que pour supporter l'effort de dix chevaux. Il y a donc en ce cas, dans les éléments inférieurs, une stagnation, en même temps qu'une combustion violente du sang, favorable à la zymotique, et un exhaussement de température, capable des plus grands désordres.

Mais cela ne suffit évidemment pas à caractériser le schéma, ni la marche de la maladie. En effet, il reste (à cause de l'exacerbation du *Thân* par un moteur plus puissant que dans la vie normale) un excédant de *Thân* inoccupé ; de plus, le *Khi*, enlevé à son rôle d'intermédiaire, tend naturellement à venir le remplir, et, pour ce, à abandonner le rôle anormal de destruction, par surchauffe, qu'il joue dans les éléments inférieurs. Pour ce double motif, un moment vient, où une partie de ce *Thân* exacerbé se trouve libre, et en dehors de l'étreinte du *Khi* (tandis que dans l'état normal, c'est toujours le *Khi* qui est surabondant au *Thân*). Abandonné à lui-même, tant par effet réflexe que par son attraction élémentaire, le *Thân* se précipite vers le *Tinh*, qui n'est pas normalement affecté par le nodus intellectuel, et y porte les doubles ravages de son exacerbation et de son isolement : c'est là la dernière phase de l'accès pernicieux. Il correspond au délire, à la folie fiévreuse, avec, comme conséquence corporelle immédiate, l'hémorrhagie des méninges, l'hémiplégie, le coma et la mort insensible. Le schéma reproduit donc bien et prévoit, par la déduction logique de ses lignes, tous les phénomènes de l'accès.

Toutes les maladies directes peuvent être ainsi ramenées :

1° Par la constatation du premier symptôme ;

2° Par son application au schéma de la vie normale ;

à une construction graphique, et à un raisonnement déductif, pour ainsi dire algébrique, tant ses conséquences découlent forcément et clairement l'une de l'autre. Ce raisonnement et cette construction indiqueront immanquablement l'élément attaqué spécialement à chaque phase du mal ; il devra, s'il a été exactement conçu, reproduire essentiellement tous les phénomènes extérieurs qui sont constatés sur le patient, et les reproduire sur le schéma au moment précis où ils se produiront dans la nature, coordonnés avec tels ou tels symptômes, telle ou telle transformation pathologique.

Il serait évidemment superflu d'aller plus loin : l'étude de cent schémas ne serait pas plus convaincante que l'étude de deux seuls. On peut voir, en prenant l'expérience par la réflexion, quels résultats une telle méthode peu donner. Cependant, pour faire la preuve par des exemples bien inédits, je m'arrêterai à deux cas spéciaux : celui où, sans avoir une maladie, l'organisme humain est en proie à des influences extérieures, soit bénéfiques, soit délétères, influences qui changent temporairement ses modalités (telles sont, par exemples, les influences des inébriants et de tous les agents organoleptiques); et celui où l'ingressus morbide, ne s'attaquant à aucun des éléments inférieurs, échappe à la pathologie : je veux parler des maladies mentales et des maladies nerveuses, que la science n'a pas encore réduites, parce qu'elle en ignore ou en méconnaît le siège. Ces maladies ne peuvent précisément être circonscrites que par une méthode de pathogénie psychologique, comme celle que je viens d'exposer, méthode où les moyens de diagnostic et les moyens de traitement sont au même plan, intellectuel, moral, ou psychique, que les affections qu'ils prétendent découvrir et guérir.

*
* *

L'ivresse physique peut être résumée en l'ivresse du

vin, ou de tout alcool. L'ivresse intellectuelle peut se résumer en celle de l'opium (mais non pas en celle de la morphine ou autres stupéfiants, dont les effets ne sont pas du tout analogues, car ils agissent d'abord sur les inférieurs, ensuite seulement sur les supérieurs).

Les schémas des ivresses sont surérogants, c'est-à-dire que l'effet de la Vie Normale n'est pas arrêté par eux, mais qu'il faut, pour avoir la véritable vie du composé humain sous les influences en question, superposer les schémas des Ivresses sur le schéma de la Vie, sans faire influer les graphiques des unes sur le graphique de l'autre. C'est ainsi que, dans l'existence, l'influence des Ivresses vient se superposer momentanément aux influences vitales des organes.

Dans le cas des ivresses physiques, le symptôme est un accroissement de chaleur dans le sang, et de vitesse dans sa circulation. C'est en effet dans l'élément *Mau* que l'ivresse alcoolique a son ingressus d'influence. Le calorique et le mouvement, introduits dans l'alcool par l'organisme, se portent immédiatement sur le nodus physique, qu'ils accélèrent, et dont ils augmentent l'amplitude. Dans ces conditions, le *Khiphoi* ne suffit plus, avec sa valeur ordinaire, à réglementer le nodus ; et, pour éviter tout trouble direct, il fait appel à une quantité de *Khi*, correspondant à la quantité d'influence extérieure introduite ; cette quantité de *Khi* vient à son secours, et détermine une marche superficielle normale des inférieurs, mais avec un exhaussement de température, dû à l'accroissement quantitatif du tourbillon. Cet

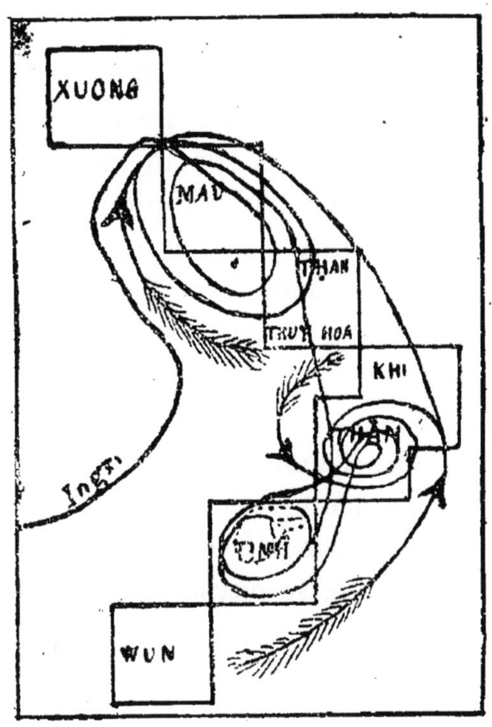

Fig. 7. — Schéma des ivresses physiques.

exhaussement et cette accélération déterminent la cirrhose. — Or le *Thânkhi* voit sa composition s'altérer, et le *Thân* devenir, à l'inverse de la Norme, l'élément dominant ; la quantité de *Thân*, correspondant à la quantité de *Khi*, qui a quitté le *Thân khi*, se trouve libre et s'égare en *Tinh*, où elle cause le dommage accoutumé ; c'est le délire et l'agriothymie des Ivresses. Si l'influence extérieure augmente encore, la température du tourbillon sanguin augmente aussi, et, de même, la quantité de *Thân* libéré ; au delà d'une limite, que la thérapeutique arrive facilement à déterminer, l'état de *l'ivremort* paraît, avec, dans le nodus sanguin exacerbé outre mesure, l'attaque nerveuse et la dégénérescence du cœur, et, dans le nodus intellectuel, privé d'un élément, l'acatalepsie, le délirium tremens, le coma. Pour une raison d'analogie matérielle, un brusque changement de température extérieure, comme le passage subit à un air vif, est préjudiciable à l'organisme en état d'ivresse physique, et mène à la congestion possible.

L'ivresse intellectuelle a son symptôme dans une légèreté singulière apparente des éléments inférieurs, où fourmille une acrodynie douce et passagère. Elle frappe sur le *Thân*, exacerbe les facultés du *Thân-Khi*, excite son activité ; le premier effet est de chasser toute lourdeur d'esprit et tout sommeil, d'éclairer l'intelligence, d'élucider les idées, de rappeler le passé, d'augmenter la mémoire. Mais, pour être maintenu dans ses limites coutumières, le *Thân* en cet état exige une plus grande quantité de *Khi* ; et le *Khi*,

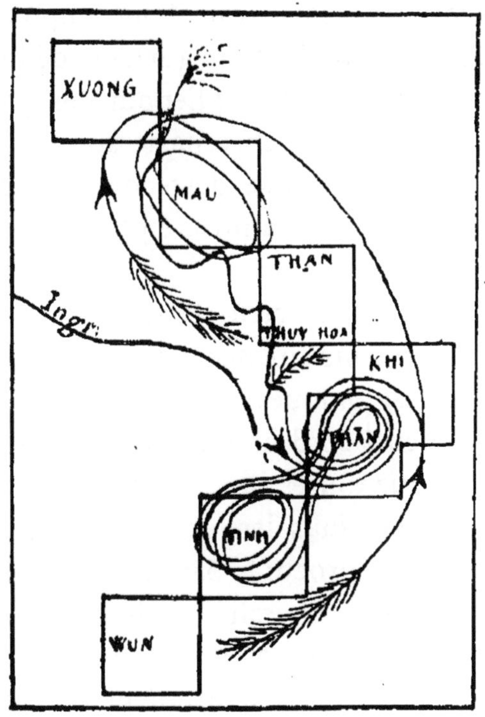

Fig. 8. — Schéma des ivresses mentales.

avec une intuition instinctive que sa présence est nécessaire, est attiré sympathiquement vers le *Thân*; il y a donc diminution du *Khiphoï*, et, par suite, ralentissement et refroidissement du nodus sanguin, qui se manifeste immédiatement (dans les pays chauds surtout) par l'adiaphorèse. Si l'influence augmente encore, la clarté du *Tinh* impondérée peut aller jusqu'à l'hallucination (extase. dédoublement, bilocation, et tous autres phénomènes psychiques). Par analogie réflexe, l'achromasie survient, l'anémie s'empare du corps, qui se dessèche, se cachectise, et peut descendre jusqu'à la misère physiologique tabide la plus irrémédiable.

On voit déjà ici (cette observation rigoureuse amène déjà une conséquence pratique) ce qu'on verra dans l'étude des toxiques lents de l'Orient, à savoir : que nul n'a menti en déclarant l'opium le Népenthès Universel, et que toutes les guérisons, tous les soulagements, et aussi tous les éclaircissements intellectuels peuvent être procurés par un usage de la drogue adéquat au résultat cherché, mais d'un dosage scrupuleux, et d'une utilisation peu fréquente. Et il est vrai également que l'abus, ou même l'excès passager, peut amener des désordres graves. Il en faut donc toujours user avec sagesse et discernement, au cas opportun. Mais il est à remarquer, dès maintenant, que l'ivresse (ou mieux l'exacerbation) de l'opium ne peut en rien être comparée aux ivresses de l'alcool, pas plus qu'un intellectuel à un animal, puisque la première satisfait aux curiosités de l'esprit, tandis que l'autre assouvit les appétits désordonnés de la brute.

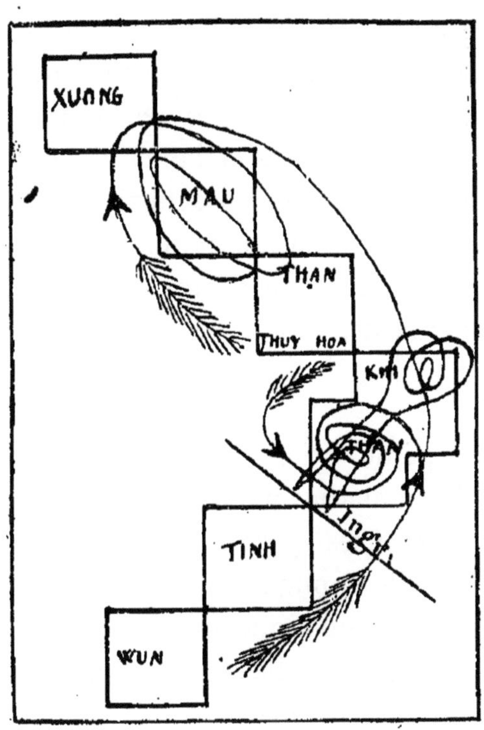

Fig. 9. — Schéma de l'idiotie.

On remarquera en outre que l'usage de l'alcool à dose enivrante est pernicieuse tout autant que l'abus, auquel il conduit fatalement ; tandis que l'usage de l'excitation par l'opium est salutaire parfois, inoffensif toujours, à la condition que (et cela ne demande pas un bien grand effort de volonté) cette excitation soit maintenue toujours en dedans des mêmes limites.

L'effet de l'abus de l'alcool est la congestion sanguine, le délire nerveux et l'anémie cérébrale : l'effet de l'abus de l'opium est la cachexie corporelle, l'allotropisme nerveux, l'hallucination mentale. On le verra facilement d'ailleurs en comparant leurs schémas au double schéma des folies.

.*.

La pathogénie orientale entre hardiment dans le domaine des maladies mentales (intellectuelles) et des maladies nerveuses (psychiques). A ces deux classes d'affections elle applique rigoureusement sa méthode déductive de diagnostique diacritique et de traitement. Je ne prétends pas qu'elle réussisse en tout et toujours ; cependant nous verrons, dans les applications pathologiques, que, sous certaines conditions, les *Tong-Sang* orientaux guérissent radicalement l'épilepsie. Il en est de même aux Indes Septentrionales, en Birmanie, au Thibet. Je ne crois pas m'aventurer en déclarant véridique l'hypothèse qui peut conduire à un résultat pratique aussi extraordinaire.

Dans les vésanies, le mal (nous n'avons pas à nous occuper ici des symptômes, puisque le mal est psychique, et que le symptôme ne peut être que physique

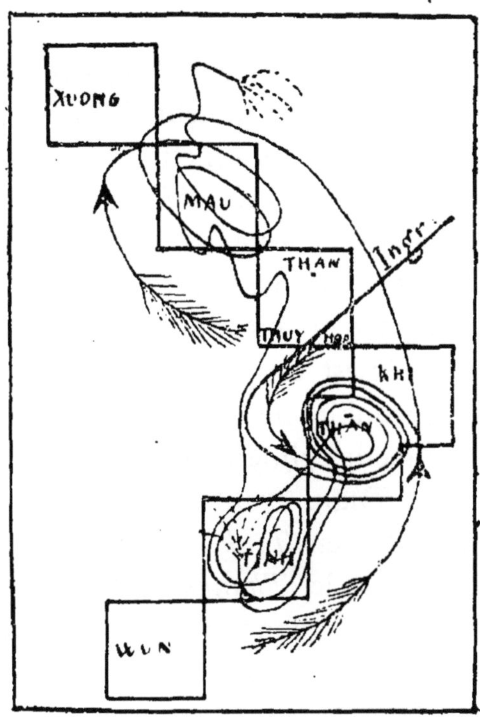

Fig. 10. — Schéma des vésanies.

ou intellectuel), vient directement sur le *Thân*, pour en diminuer la valeur, et pour en arrêter, en son milieu, la marche normale.

C'est ici le cas de noter combien importante est la question de l'entrée morbide, et quelle différence on constate, suivant sa nature, dans les résultats immédiats (comparer , en effet, les maladies qui frappent en premier, soit le *Thân*, pour le diminuer ou l'augmenter, soit le moteur du *Thân*, pour augmenter ou diminuer ses fonctions ou ses modalités, ou son attraction vers le *Khi*, de telle sorte que les premières maladies affectent sa nature même, tandis que les autres n'affectent que ses manifestations).

La conséquence première de cette diminution d'efficacité du *Thân* est une anémie cérébrale (se localisant dans les troubles de la vision, et plus tard dans ceux de la moelle épinière). La seconde conséquence est celle-ci : le *Thân*, ayant perdu la force nécessaire pour se mouvoir en *Tinh*, n'a rien perdu toutefois de lui-même, et le *Thankhi* subsiste, psychiquement intact. Il faut donc qu'il se meuve, et il ne se meut plus suivant sa direction normale ; donc il s'éloigne de *Tinh*, et peut aller jusqu'à sortir du composé humain.

C'est d'abord la simplicité, puis les hésitations de langage, puis la perte de l'Association des idées, enfin l'oubli même de l'idée (plutôt que la perte intrinsèque de l'idée), c'est-à-dire l'idiotisme, et la parole, devenue inutile, parce qu'elle n'a plus rien à exprimer, transmutée en cris d'animaux. On remarquera enfin que le nodus sanguin conserve sa vigueur et son

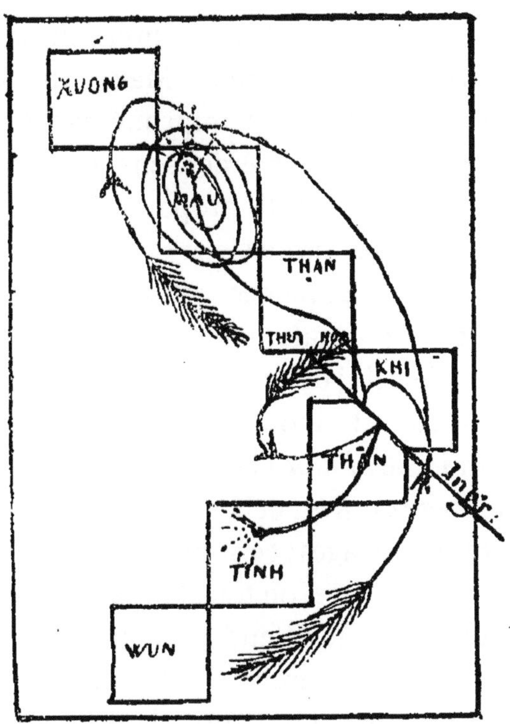

Fig. 11. — Schéma de l'épilepsie.

mécanisme intacts ; et, en effet, la santé du corps est rarement altérée chez les idiots, et seulement par effet réflexe. Voilà ce qu'indique le schéma de la « folie calme et inerte » : n'est-il pas concordant avec les observations des aliénistes et des directeurs médicaux des maisons de santé ?

Dans la folie furieuse, l'entrée morbide se fait aussi sur le *Thân*, psychiquement. Mais, au lieu d'aller à l'inverse du mouvement imprimé par le *Thanhoa*, le mal vient dans le même sens, et accélère ledit mouvement hors de toute proportion, en exaspérant le *Thân* hors de ses limites.

La première conséquence est que le *Khi*, soulevé par une force anormale, forme un nodus de *Than-khi*, en plus de celui de la localisation ; il se porte du cœur au cerveau, et la folie apparaît. Si la cause morbide continue, le *Thân* vient encore en excédant de valeur, et, libéré du *Khi*, déjà occupé tout entier, cause les plus grands ravages ; ce sont les accès de délire furieux, de folie sauvage, où tout l'organisme est secoué, et où l'on est obligé de défendre le fou contre lui-même par des moyens coercitifs. Enfin, lorsque cet effroyable état dure longtemps, le *Khiphoi*, ébranlé par ces commotions, abandonne le nodus sanguin, pour venir, — inutilement d'ailleurs la plupart du temps — tenter de rétablir l'équibre psychique rompu. C'est à cette période que l'on remarque l'alanguissement morbide des fous et leur anémie générale.

On voit, au schéma, que la folie furieuse est corporellement plus dangereuse que l'idiotisme, et que, sans compter l'hémorrhagie cérébrale toujours possible

au cours des accès, elle offre de nombreuses chances
de mort. Mais elle offre une chance de guérison, que
la folie calme n'offre en aucun cas.

En effet, toute diminution psychique agissant
d'abord sur l'intellectuel, les moyens — non pas
de parer préventivement au mal possible — mais
de remédier au mal accompli, ne sont pas au pouvoir de l'homme : il n'existe pas, il ne peut pas exister
de remède matériel agissant sur l'intellectuel lorsque
le médiateur *Thankhi* a quitté sa localisation et
s'est, par suite, soustrait à toute tentative. Il y a là
une différence de *nature* entre le but et les moyens,
qui fait que le but ne peut être atteint, et que, si un
malheureux atteint d'idiotisme guérit, c'est — suivant la terminologie coutumière — un pur effet du
hasard, ou une manifestation spéciale de l'Au-Dessus.

Dans la folie furieuse, au contraire, s'il n'est pas
possible, dans les circonstances de la vie ordinaire,
d'agir sur le *Than* explétif, du moins il est possible,
en usant presque de violence matérielle, d'agir sur le
Khi, de manière à le rendre aussi démonstratif, aussi
agile, que le *Thân* exacerbé, à la rapidité duquel il
ne correspondait plus. Ce traitement, qui porte tout
entier sur le *Thankhi*, ne peut se faire qu'en trans-
portant le *Khi* tout entier au plan du *Thân*, c'est-à-
dire au grand détriment de l'organisme inférieur.
Mais il est dans les choses possibles, dans les choses à
tenter ; et, s'il parvient à réussir, rendre la vigueur aux
éléments inférieurs exténués est un problème bien
moins grave et délicat que celui qui aura été précédem-
ment résolu.

Je tente d'ailleurs, en thérapeutique , d'indiquer (toujours sommairement, car le cadre de cet ouvrage synthétique ne peut prétendre aux très intéressants développements d'une thèse didactique, et ne fait que préciser les causes et indiquer les effets à l'intelligence du lecteur, lequel doit élucider les uns et développer les autres) le genre de traitement adéquat, suivant l'Orient, à cette classe de maladies qui, en Occident, se trouvent à côté des sciences modernes, et ne pardonnent guère à leurs victimes.

*
* *

Je terminerai cette courte étude pathogénique (dont j'aurais pu faire un gros volume si j'avais eu le loisir et la curiosité d'étaler de faciles déductions) par la détermination de l'ingressus morbide de la maladie réputée incurable, l'épilepsie.

Le schéma ne représente qu'une des secousses vibrantes du plein accès, secousses essentiellement passagères ; car la prolongation de durée — si faible soit-elle — de l'état indiqué au schéma entraînerait infailliblement la mort, par la disjonction violente de l'élément double *Thankhi*. On voit, à l'inspection des lignes, qu'à l'état ordinaire, l'épileptique est en santé normale ; les actions du *Thanthuy* sur le sang, du *Thanhoa* sur le *Thân* ont lieu régulièrement, et le KHI vivificateur se manifeste d'une façon ordonnée. L'ingressus morbide ne vient donc pas frapper un des éléments, mais il s'insinue entre deux éléments, et précisément entre le *Thân* et le *Khi*, dont l'union étroite et constante est la condition inéluctable de l'existence. L'épilepsie n'est donc que la lutte intermittente entre la cause morbide qui cherche à disjoindre le *Thânkhi*, et ces deux éléments, qui, ne pouvant vivre séparés, se rejoignent sans cesse. L'attaque épileptique n'est que la suite directe des soubresauts imprimés au nodus psychique en péril. Ce mouvement de va-et-vient prend, en Chine, le nom de *Bat-Giao*.

Dans ce presque imperceptible moment critique, le *Thân* et le *Khi* n'agissent plus l'un sur l'autre ; ils ne cessent pas d'être essentiellement liés, puisque la vie subsiste ; mais la cause répulsive qui les dresse l'un contre l'autre, dirige en sens contraire leurs modalités et leurs manifestations. Le *Thân*, privé de régulateur, envahit seul le *Tinh*, dont il détruit l'ordonnance, et y produit une suite de révolutions si rapides, qu'elles n'arrivent pas à frapper les éléments supérieurs de la victime ; le nodus psychique est essentiellement détruit : toute sensibilité est abolie, ainsi que la persistance de tout sentiment ; l'amnésie est totale, sans récognition possible ; l'union des deux groupes d'éléments, sans être rompue, ne produit plus aucuns effets réciproques ni réflexes. Arraché violemment à sa vie normale, le *Khi* se précipite avec exubérance vers le nodus sanguin, qu'il exacerbe, qu'il développe, et dont il détruit l'harmonie par la surabondance : d'où s'ensuivent les troubles nerveux, les arrêts et les intercadences du pouls, les convulsions, les contractures éclamptiques, qui accompagnent les crises, parfois même la fixité désorbitée de la pupille et la rigidité tétanique. Tout l'organisme est alors soumis à une excitation violente, coupée d'arrêts brusques, et repartant dans un mouvement désordonné, qui ébranle la machine humaine. Mais il faut bien retenir que cette dislocation, qui ne laisse en place aucun des éléments, n'affecte l'essence d'aucun d'eux, et que, par suite, la vie de l'épileptique n'est pas en danger. La seule cause d'affaiblissement est l'usure des éléments inférieurs, prématurément surmenés ; la seule hypothèse de péril est, dans une crise plus violente, un tel éclat du *Thân*, qu'une vésanie passagère survive à l'accès. Mais en aucun cas l'épilepsie ne peut, intrinsèquement, amener la mort, que si, par un grand hasard, la cause disjonctive avait une prolongation d'effet suffisante pour, à travers les modalités affectées du *Thânkhi*, atteindre profondément la substance de l'élément, et provoquer ainsi la mort subite par la désagrégation imprévue de l'élément véhicule de la totale existence.

Voilà ce que, en dehors de toute observation, indique le schéma du *Dongkinh* (épilepsie), pressé dans ses conséquences. Il faut reconnaître que c'est l'exacte description des symptômes, de la marche et des suites de la maladie, ainsi que des phénomènes accompagnateurs des crises. Il est donc juste de croire que, puisque le principe a donné logiquement des conséquences dont l'expérience constate tous les jours la véracité, ce principe est exact.

Il reste à trouver le remède propre — au plan similaire — à la disparition de la cause première ; c'est de quoi s'occupe la thérapeutique.

En terminant ce rapide exposé d'une étiologie inconnue, il me sera permis d'insister sur le caractère particulièrement certain du diagnostic pris d'après de tels principes, et sur la certitude presque prophétique de la durée d'un mal ou de la valeur d'une force, calculées pour ainsi dire mathématiquement sur de telles données. La grande habitude que les thérapeutes orientaux ont de ces formules et de leur immédiate adaptation à tous les cas possibles, la longue étude, patiemment commencée dès leur enfance, de principes constamment éprouvés sous leurs yeux (car de telles sciences sont presque toujours héréditaires), leur profonde acognosie, l'habitude de l'œil et de la main dès longtemps acquise, la subtilité toute spéciale d'un esprit aussi ténu dans ses distinctions que hardi en ses conceptions, et, par-dessus tout peut-être, l'innée confiance des sages en l'antique science qu'ils professent — confiance qui est passée dans tout le peuple — donnent aux enseignements et aux pratiques des thérapeutes une sûreté, une sorte d'infaillibilité de diagnostic, de conclusions et de prévisions qui semble confiner à la vision interne du caché et à la perception divinatoire du futur.

Nous ne nous étonnerons donc plus des récits de cures merveilleuses, des solutions proposées à des problèmes dont l'exposé seul effraie, ni du succès extraordinaire de leur enseignement, ni même de l'invraisemblance apparente de telle ou telle chose vraie. Car nous songerons que, avec une habileté que peut seule donner une longue connaissance des hommes, les thérapeutes ont — en faisant mine de la dédaigner — entretenu l'admiration des races, et que, pour réussir, par-dessus leur expérience et la science des Ancêtres, sans cesse augmentée par leurs méditations, ils ajoutent le souverain levier de la foi populaire en leurs forces thaumatopiques, foi qui les double, les vivifie, les rend invincibles, cette foi que tous les grands fondateurs ont réclamée pour leurs œuvres, et qui rend l'impossible facile, et l'incompréhensible clair.

ACHEVÉ D'IMPRIMER

LE 12 AVRIL 1895

PAR E. ARRAULT ET Cⁱᵒ, A TOURS

POUR

CHAMUEL, ÉDITEUR

79, RUE DU FAUBOURG-POISSONNIÈRE, 79

(Près la rue Lafayette)

PARIS